Te $\frac{77}{123}$

RECHERCHES

SUR

L'ACTION CONTRO-STIMULANTE

DE LA DIGITALE

DANS LA PNEUMONIE AIGUË

Par M. le Dr DUCLOS

(DE TOURS)

Médecin de l'Hôpital St-Gatien,
Secrétaire général de l'Association des Médecins d'Indre-et-Loire,
Interne et lauréat des hôpitaux de Paris,
Lauréat (*Prix Monthyon*, *médaille d'or*),
Lauréat *(Grand Prix, médaille d'or)* de la Faculté de Paris,
Médecin de l'Administration du chemin de fer d'Orléans,
Membre de plusieurs Sociétés savantes et de l'Ordre royal de CHARLES III, etc., etc., etc.

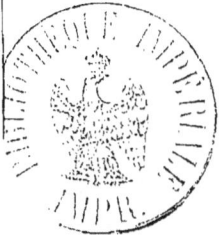

AOUT 1856.

RECHERCHES

SUR

L'ACTION CONTRO-STIMULANTE

DE LA DIGITALE

DANS LA PNEUMONIE AIGUË.

⁂

Il y a cinq ou six années que, guidé par quelques vues théoriques, et surtout par quelques faits pratiques, j'avais été conduit à rechercher l'utilité de la digitale dans la pneumonie, en tant que médicament contro-stimulant, c'est-à-dire au même titre que les antimoniaux, et en particulier le kermès et le tartre stibié. J'avais bien pensé déjà, comme tous les praticiens ont pu et dû le faire, qu'un agent thérapeutique doué d'une aussi merveilleuse action sur le système circulatoire devait venir singulièrement en aide dans les pneumonies accompagnées de graves désordres du pouls, et je l'avais vérifié expérimentalement. Mais quant à une action contro-stimulante, antiphlogistique, c'était pour moi une question encore douteuse. C'est précisément celle que j'ai voulu essayer de résoudre.

Je me propose aujourd'hui, dans cette petite note, de raconter les expériences que j'ai faites et les résultats que j'ai obtenus.

Pour concilier à la fois la prudence qu'imposent nos devoirs envers le malade et le désir de faire une expérimentation sérieuse, voici comment j'ai raisonné.

Je me suis dit :

Aux pneumonies graves, soit en raison de l'étendue de l'inflammation, soit en raison de l'état général, j'opposerai la médication habituelle, c'est-à-dire de larges saignées, l'administration du kermès associé à l'extrait de digitale.

Aux pneumonies de moyenne intensité, j'opposerai le kermès uni à la digitale.

Enfin, aux pneumonies qui ne présenteront pas des caractères de gravité inquiétants, j'opposerai la digitale seule, sauf à faire usage de l'antimoine et de la saignée, si le moindre symptôme inquiétant se produit.

Enfin l'expérimentation, si elle est heureuse, permettra de faire prédominer peu à peu dans le traitement l'usage de la digitale.

On le voit, une telle méthode appliquée à l'expérience en éloignait tout danger et permettait de résoudre avec plus de lenteur, mais aussi avec plus de sûreté, cette intéressante question.

Or, voici ce que j'ai constaté.

En général, l'action de la digitale sur le pouls précède très-peu son action résolutive sur la phlegmasie pulmonaire. Presque en même temps que le système circulatoire est influencé, les accidents inflammatoires diminuent. Cet effet est loin d'être toujours également rapide. Dans quelques cas, il est manifesté dès le troisième jour du traitement. Dans un grand nombre d'autres, on est forcé de l'attendre cinq, six, sept jours, et après des doses d'extrait de digitale qui dépassent souvent 50 et 60 centigrammes par jour. Cette action résolutive, lorsqu'elle a commencé une fois à se produire, marche quelquefois avec une singulière rapidité, et il m'est arrivé de constater un bruit de souffle dans toute l'étendue d'un poumon où le soir même je n'entendais plus du haut en bas qu'un simple râle crépitant de retour. On peut donc dire qu'en général le premier effet visible de l'action de la digitale est l'effet direct sur le poumon enflammé, l'effet résolutif.

L'action sur le système circulatoire, action connue depuis longtemps déjà, est ici aussi manifeste que possible. Des variations de 20 à 24 pulsations en vingt-quatre heures ne sont pas rares. Fréquemment le pouls tombera de 120, 125 à 100, 96, 92. Mais ce qu'on ne saurait imaginer, c'est l'incroyable persistance de ce ralentissement de la circulation. Il m'est arrivé, et souvent chez des malades dont la pneumonie avait exigé des doses quotidiennes de 60 centigrammes d'extrait de digitale, de constater un ralentissement considérable du pouls, par exemple, 50, 54 pulsations par minute, huit, dix et quinze jours après la cessation complète de tout usage de la digitale, et alors que l'état de convalescence avait permis de conseiller une alimentation suffisamment réparatrice. C'est là un fait extrêmement curieux, et que d'ailleurs on retrouve, quoique à un moindre degré, dans l'administration rasorienne des antimoniaux. Il y a bien longtemps que cet effet sédatif prolongé du tartre stibié ou du kermès sur le système circulatoire a été constaté et indiqué.

Un troisième effet de la digitale à haute dose, que j'ai communément observé, a été la transpiration. Ce phénomène m'a rapidement frappé. J'avais tant de fois, comme tous les praticiens, remarqué l'effet diurétique de la digitale à petite dose, que mon attention était bien plus portée du côté des voies urinaires que de la sécrétion sudorale. Rien n'est pourtant plus constant ; et ici encore se trouve un nouveau point de contact des deux médications antimoine et digitale, l'antimoine, donné à haute dose et suivant la méthode rasorienne, ayant pour effet si habituel de déterminer ou d'exagérer la transpiration.

J'ai besoin de redire ici combien l'effet diurétique de la digitale à haute dose a été nul. Je ne crois pas l'avoir observé une seule fois, et, je le répète, désireux de chercher le mode d'action du médicament, mon attention était singulièrement fixée sur ce point. Autant cette action diurétique est quelquefois merveilleuse dans certains épanchements comme l'ascite, comme l'épanchement séreux de la plèvre, la pleurésie latente, où elle opère des résorptions d'une rapidité extraordinaire, grâce à des sécrétions urinaires d'une abondance et d'une rapidité aussi surprenantes, autant elle est nulle dans la pneumonie aiguë. Et elle est nulle, quelle que soit la dose, nulle le premier jour quand le malade prend 15 ou 20 centigrammes d'extrait de digitale, comme le dernier quand la dose quotidienne est de 50 ou 60.

Il en est de même de l'effet sur le tube digestif. Alors que fréquemment de petites doses de digitale provoquent, surtout quand elles sont continuées quelques jours, d'insupportables nausées ; ici, au contraire, des doses assez considérables continuées pendant un temps plus long n'ont sur l'estomac aucune action appréciable. Il se passe là un phénomène identique à celui que présente l'administration des antimoniaux, quand nous voyons 5 centigrammes de tartre stibié provoquer d'abondants vomissements chez un homme qui, atteint de pneumonie, en supportera 1 gramme sans effet appréciable sur l'estomac.

Ajouterai-je enfin que jamais je n'ai constaté aucun symptôme, aucun trouble cérébral qui m'ait forcé à suspendre l'emploi du médicament.

On le voit donc, les effets de la digitale administrée comme contro-stimulant à dose progressivement croissante dans la pneumonie aiguë se réduisent à trois, et ils sont bien déterminés et presque simultanés :

1º Action résolutive sur le poumon malade ;

2º Ralentissement notable du pouls et persistant longtemps encore après la cessation du remède;

3º Activité de l'exhalation sudorale ;

Trois effets qui lui sont communs avec les préparations d'antimoine.

Le mode d'emploi de la digitale a particulièrement fixé mon attention. J'étais trop convaincu qu'en médecine le *modus faciendi* a la première place pour n'y pas attacher une grande importance.

De toutes les préparations l'extrait m'a semblé la meilleure. Il avait l'avantage de pouvoir se prêter à toutes les formes, pilules ou potion, de pouvoir se conserver plus facilement, et dès lors de donner un produit toujours égal ; enfin, de pouvoir se doser d'une manière toujours plus certaine.

Le sirop avait tous les inconvénients opposés. La teinture m'avait toujours semblé infidèle, et la solution n'est pas toujours applicable.

Je me suis donc arrêté à l'extrait.

De plus, parmi les extraits, bien convaincu que l'extrait aqueux laisse perdre une notable partie des principes actifs de la digitale, j'ai fait choix quand je l'ai pu de l'extrait hydro-alcoolique. Les doses que j'indiquerai ont donc trait à des doses d'extrait hydro-alcoolique.

Je ne saurais pourtant trop insister sur le choix de cet extrait hydro-alcoolique, et recommander à cet égard aux praticiens la plus scrupuleuse attention. Depuis que la digitale a été plus employée, on a varié à l'infini ses préparations. La pharmacie y a gagné. Le médecin y a perdu.

En général il convient d'exiger un extrait hydro-alcoolique préparé par le pharmacien lui-même, d'une manière et dans des conditions parfaitement déterminées.

Je n'ai rien dit de la digitaline, et pour deux motifs : Le premier, que la digitaline ne peut pas se prêter au fractionnement des doses qui doivent être administrées d'heure en heure, ce qui est une impossibilité radicale. Le second, que la digitaline est un médicament accepté par le pharmacien, non préparé par lui-même, et dès lors pouvant subir toutes les altérations qu'on a reprochées à d'autres médicaments, comme la quinine, la morphine.

Je me suis donc arrêté à l'extrait hydro-alcoolique, et chaque jour je me félicite de l'avoir fait.

Le choix de la préparation bien déterminé, j'opérais de la manière suivante :

Si l'extrait de digitale était administré seul, je le donnais dissous dans l'eau sucrée avec ou sans addition de sirop d'opium, suivant les indications, ou bien en pilules, suivant les désirs du malade ou les aptitudes de son estomac.

Si l'extrait était associé, soit au kermès, soit au tartre stibié, je le donnais constamment en pilules que j'avais soin de faire argenter. Tous les praticiens savent, en effet, l'éruption que le tartre stibié et le kermès déterminent chacun à sa manière, avec sa spécialité, dans la gorge et surtout dans la bouche, et j'ai été témoin de quelques faits dans lesquels cette éruption a été, surtout chez des vieillards, la cause immédiate de la mort.

Seul ou associé à l'antimoine, l'extrait de digitale était prescrit à doses progressivement croissantes, à commencer par 20 ou 30 centigrammes le premier jour, jusqu'à une dose quotidienne de 60 centigrammes.

Puis, dès qu'un effet sédatif très-prononcé sur la circulation se manifestait, on continuait cette dose suffisante, soit sans l'élever, soit en l'élevant seulement de 5 centigrammes. Il devenait inutile de continuer aussi rapidement la progression ascendante, soit plus, soit moins rapidement.

Il est évident qu'à cet égard aucune règle générale et surtout absolue ne peut être établie. Chaque fait, chaque malade exige sa médication propre se rattachant à une méthode générale de traitement, comme il a sa maladie à lui se rattachant à une classe générale de maladies.

On pourrait se demander, et c'est une question que je me suis bientôt faite moi-même, si je ne m'étais pas exagéré la valeur de la digitale dans cette médication au détriment de l'antimoine auquel je l'associais. La question a été bientôt jugée.

Et d'abord, dans un grand nombre de faits j'ai pu donner la digitale seule, sans aucune addition d'antimoine, soit kermès, soit tartre stibié, et j'ai obteuu des effets identiques, moins éclatants, sans doute, mais proportionnés à la maladie, puisque pour cette administration de la digitale à l'exclusion de tout autre moyen, j'ai dû choisir les cas les moins graves.

De plus, très-fréquemment, à mesure que j'élevais la dose de la digitale je diminuais la dose de la préparation antimoniale, au lieu de les augmenter simultanément. Ainsi, tandis que de 20 centigrammes d'extrait j'arrivais à 60, je maintenais la dose de 20 ou 40 centigrammes de kermès ou même je la diminuais.

Enfin, je dois ajouter que même dans les cas très-graves il m'est plusieurs fois arrivé de donner la digitale seule, mais avec le secours de la saignée et au besoin des applications de vésicatoires volants.

J'ai donc pu faire, comme on le voit, sans partialité, la part de la digitale et celle des préparations antimoniales.

L'inégalité que j'observais tout d'abord dans les effets de la digitale a dû me porter à rechercher quelles conditions en favorisaient l'action.

Or, voici ce que j'ai observé :

En général, la digitale agit d'autant mieux à haute dose qu'elle a été précédée d'une émission sanguine large, convenable, au besoin repétée. De même que la saignée préalable assure l'action du kermès et du tartre stibié, de même pour la digitale on peut compter sur une efficacité plus grande après une déplétion sanguine, circonstance qui tient selon toute apparence à ce que l'absorption devient alors singulièrement plus active.

Une autre condition qui favorise l'action de la digitale, c'est l'administration préalable d'un purgatif qui déblaye l'estomac et l'intestin. C'est un fait que j'ai vérifié bien des fois. On sait, en effet, qu'en général les gens de la campagne et même bon nombre d'ouvriers n'ont recours au médecin qu'après s'être préalablement et sans aucun avis médical purgés au moins une fois. Je remarquais combien, dans ces circonstances, les fortes doses de digitale étaient facilement tolérées et agissaient puissamment. Tirant parti de cette observation, j'en ai souvent fait une règle de conduite lorsque, appelé au début de la pneumonie, l'état de la langue et les symptômes habituels dénotaient un état saburral de l'estomac. C'est, je crois, une précaution importante dans l'administration de la digitale.

Enfin, autant que je l'ai pu, j'ai constaté que la digitale agissait mieux associée à quelque substance légèrement alibile, comme le bouillon, soit pur, soit épaissi à l'aide de tapioca.

L'addition d'une cuillerée de bouillon, ou à la pilule, ou à la cuillerée de potion, en assure la plus facile tolérance et la plus prompte absorption.

On comprend facilement que je n'ai ni pu, ni dû administrer la digitale à des doses élevées, rechercher les conditions qui en favorisent les bons effets, sans me préoccuper vivement des contre indications qui pouvaient entrer en ligne de compte.

Je me suis donc demandé s'il y avait, soit dans les formes spéciales de la pneumonie, soit dans le malade lui-même, en raison de l'âge, de la constitution, ou de quelque maladie antécédente, quelque considération sur laquelle on put établir des contre indications bien formelles à l'emploi de la digitale à dose rasorienne.

Or, voici ce que j'ai vu :

Aucune des formes de la pneumonie aiguë n'est plus particulièrement réfractaire à la médication. Dans toutes, dès qu'on obtient un effet notable sur la circulation, il y a grande présomption que la résolution de la phlegmasie se produise également.

En général, pourtant, il m'a semblé qu'on pouvait établir en principe les règles suivantes :

1º De toutes les pneumonies aiguës, celle sur laquelle la médication digitalienne a la plus manifeste influence est la pneumonie franchement inflammatoire, celle qui survient brusquement, sans prodromes, à l'occasion d'un refroidissement, avec le frisson initial, l'expectoration rapidement sanguinolente, le point de côté très-aigu. Sur aucune la digitale n'a une prise plus active.

2º La pneumonie tuberculeuse est encore visiblement influencée par l'usage de la digitale. Elle l'est moins que la précédente; mais la médication a pourtant une assez grande puissance pour que j'aie pu, dans quelques cas, vraiment, d'une gravité considérable, annoncer la probabilité d'une guérison dès que le pouls s'est notablement ralenti. On comprend bien, d'ailleurs, qu'ici la présence de l'épine tuberculeuse joue le rôle principal, que la pneumonie lui est singulièrement subordonnée, et que si la médication digitalienne exerce encore une grande puissance sur le produit inflammatoire, elle n'en a qu'une fort médiocre sur la cause persistante et matérielle de la phlegmasie. Je le répète pourtant, même dans ce cas j'ai obtenu des résultats positifs, incontestables, et je puis dire, inespérés.

3° Enfin la pneumonie catarrhale, celle qui succède à une phlegmasie des bronches ayant duré quelque temps, celle qui est précédée ou accompagnée d'une bronchite capillaire plus ou moins intense, avec sécrétion glaireuse plus ou moins abondante, m'a donné de grandes difficultés dans la médication. Je n'hésite pourtant pas à dire que là, encore, la digitale m'a été d'une immense utilité, en raison à la fois et de sa puissance résolutive, et de son action sédative sur le système circulaire, et de l'activité qu'elle donne à l'exhalation sudorale. Mais j'ai dû, dans ce cas spécial, modifier la médication, et tout en continuant l'usage de la digitale toujours à dose rasorienne, revenir à de fréquentes prises de potions purgatives et même vomitives, et, par excellence, au looch préparé avec l'huile de ricin et le kermès. Il n'est d'ailleurs aucun praticien qui puisse méconnaître la gravité de la pneumonie catarrhale, pour peu qu'elle occupe une grande étendue.

On peut donc dire, d'une manière générale, que toutes les formes de la pneumonie aiguë réclament l'emploi de la digitale, de telle sorte qu'il n'y a dans l'essence même de la maladie aucune contre indication à ce précieux médicament.

En est il de même pour les conditions inhérentes au malade, l'âge, la constitution, l'état habituel de la santé?

Je me suis beaucoup préoccupé de ces considérations; j'ai regardé de près, et voici ce que j'ai constaté:

Dans l'enfance, et chez les adultes, la médication a d'admirables effets. Elle les produit encore chez le vieillard exempt de troubles circulatoires graves, et elle les produit aussi puissants, aussi certains que chez l'adulte.

Quand, au contraire, de fréquentes intermittences au pouls indiquent ces lésions cordiaques si communes chez le vieillard, qui semblent être un produit de l'âge, alors il se passe deux faits bien singuliers , et qui m'ont vivement frappé.

Ou bien le pouls se régularise. Les intermittences diminuent, disparaissent même tant que la digitale continue d'agir. Le rhythme devient normal, pour redevenir d'ailleurs irrégulier, dès que le malade cesse de subir l'influence du médicament.

Ou bien les intermittences se multiplient , les désordres circulatoires augmentent , de véritables arrêts d'une ou deux secondes se font dans les mouvements du cœur; et alors , en présence de la possibilité d'une syncope, le médecin prudent suspend la médication , ou tout au moins doit se réduire à des doses quelquefois insuffisantes.

Donc , chez le vieillard exempt de troubles circulatoires administrez largement la digitale.

Au contraire, en présence de désordres du côté de la circulation chez le vieillard , et surtout d'intermittences fréquentes et prolongées, exercez une sérieuse surveillance, et au besoin n'hésitez pas à diminuer ou même à cesser complètement l'usage du médicament.

Quant aux constitutions, je n'en ai pas rencontré d'absolument réfractaires à la digitale. Des hommes vigoureux, robustes, aussi bien que de chétifs enfants en retiraient de bons résultats.

Je ne vois vraiment de contre-indications inhérentes au malade lui-même que dans certaines dispositions individuelles bizarres, inexplicables, qui font que tel médicament admirablement supporté par l'un , devient à la même dose, pris de la même manière, offensif à un autre. Ces cas je les ai quelquefois rencontrés. J'ai vu quelques malades chez lesquels, quoi qu'on fit, des doses même faibles de digitale provoquaient de telles nausées, un tel état de malaise insupportable qu'il fallait bien, bon gré malgré , cesser le médicament. Mais ces cas sont vraiment bien rares. Et d'ailleurs ce n'est pas là un fait particulier à la digitale.

Qui n'a pas vu quelquefois un véritable narcotisme se produire à l'occasion d'un simple centigramme de morphine , de deux à trois gouttes de laudanum? Le délire à propos d'un

simple centigramme d'extrait de belladone? De violents bour-
donnements d'oreille, du vertige, pour de très-insignifiantes
doses de sulfate de quinine ? Des effets purgatifs notables pour
une cuillerée à café d'huile de ricin ou de magnésie?

Ce sont là des dispositions individuelles dont il faut tenir
compte, qu'il faut respecter mais qui constituent toujours d'in-
finiment rares exceptions.

On voit donc combien sont peu nombreuses les contre-indications véritables, sérieuses à l'emploi de la digitale dans la pneumonie aiguë. On ne les rencontre que dans des faits particuliers,
spéciaux, qui ont une importance individuelle digne sans doute
de toute l'attention du véritable praticien, mais qui échappent à
toute formule d'une règle générale.

J'ai beaucoup insisté sur l'action sédative que la digitale
exerce sur le système circulatoire, et je le fais encore avec
d'autant plus d'insistance que là se trouve un des éléments les
plus sérieux du pronostic. Ce qu'on peut dire à cet égard de
plus positif le voici :

En général dans la pneumonie aiguë, lorsque des doses même
considérables de digitale n'amènent pas un ralentissement notable du pouls, ayez une grande défiance, craignez que la
résolution de la phlegmasie ne s'opère. Votre digitale est absor-
bée, même complètement. Elle ne produit pas son effet sur le
pouls. Considérez la situation comme grave.

Au contraire, lorsqu'un effet sédatif notable se produit sur
la circulation, lorsque le pouls se ralentit sensiblement, portez
un pronostic favorable, et portez-le alors même que la percus-
sion et l'auscultation vous font reconnaître la persistance de
lésions sérieuses. Pour ma part j'ai pu le faire alors même que
je constatais à l'auscultation une hépatisation de tout un poumon. Il est vraiment prodigieux de voir avec quelle rapidité la
résolution s'opère, lorsque le pouls subit d'une manière très-
notable l'influence du médicament.

Cet élément du pronostic m'a semblé dominer tous les autres.
J'ai pu ainsi quelquefois porter des jugements qui étonnaient

de prime abord les praticiens moins familiarisés que moi avec l'emploi de la digitale , mais que l'évènement ne tardait pas à confirmer. Or, personne n'ignore de quelle importance est pour le médecin l'appréciation et l'appréciation rapide du pronostic.

Les réflexions qui précèdent sont donc le résultat d'observations faites avec soin pendant un certain nombre d'années. Les résultats que j'ai obtenus m'ont paru de nature à fixer l'attention des praticiens. Je ne veux pas dire que cette médication soit infaillible , je n'en connais dans aucune maladie. Je ne veux pas même dire qu'elle soit et qu'elle sera toujours la meilleure. Ce que j'affirme seulement, c'est qu'elle m'a donné de bons résultats.

Je me bornerai à citer quelques exemples seulement de guérisons de pneumonies à divers degrés à l'aide de cette médication.

1° Pneumonie double avec hépatisation des deux côtés.

G.-B. , aux Guetteries , âgé d'environ trente-huit ans , d'un tempérament robuste , est pris le 4 décembre 1855 de fièvre violente , avec toux fréquente , oppression , sans douleur de côté. Tous ces symptômes ont succédé à un refroidissement dont le malade indique le moment précis. La journée du 5 se passe de même. Il est purgé le 6 au matin. Je le vois le 6 dans la journée et je constate :

Pouls à 128 , peau brûlante , haleine chaude , oppression considérable ; toux extrêmement fréquente avec douleur vive au côté ; expectoration de crachats rouillés caractéristiques ; râle crépitant dans toute l'étendue du poumon droit et dans la partie inférieure du poumon gauche ; dureté de la respiration dans la partie supérieure.

Je pratique immédiatement une saignée d'environ un kilogramme, puis je prescris :

> Kermès . . . . 25 centigrammes.
> Extrait de digitale. . . . . . . 25 centigrammes.

En 25 pilules argentées.

Une pilule toutes les heures.

Le 8 le pouls est à 124-126 ; la peau est aussi brûlante, l'oppression aussi grande. Crachats rouillés, très-fortement rouillés ; bruit de souffle sans aucun râle dans toute l'étendue du poumon droit, excepté au quart supérieur ; râle crépitant général dans toute l'étendue du poumon gauche ; état général grave, qui me donne la plus grande inquiétude ; affaissement qui me fait reculer devant une nouvelle émission sanguine ; le sang d'hier extrêmement couenneux.

Je prescris un très-large vésicatoire volant camphré sur le côté droit de la poitrine.

20 pilules avec 40 centigr. de kermès,—40 d'extrait de digitale.

Le 9, aucun changement consolant dans la maladie ; toujours 124 pulsations. Toux, oppression, expectoration considérablement rouillée ; bruit de souffle dans les mêmes points que la veille et de plus dans la partie inférieure du poumon gauche. État général aussi sérieux que possible.

Je prescris un large vésicatoire volant camphré sur le côté gauche de la poitrine.

20 pilules avec 50 centigr. de kermès et 50 d'extrait de digitale.

Les pilules ont été bien supportées, et le vésicatoire levé avec soin dès que l'effet vésicant a commencé à se produire, afin d'éviter l'absorption de la cantharidine.

Le 10, au matin, état général toujours bien grave ; une sorte de délire incomplet pendant la nuit : fièvre violente, 124 pulsations ; oppression toujours grande ; toux aussi fréquente ; crachats rouillés contenant une grande quantité de sang ; moins de souffle à droite ; râle crépitant général ou souffle en bas à gauche ; râle crépitant dans tout le reste du poumon.

20 pilules, 60 centigr. de kermès et 60 d'extrait de digitale.

Le 11 l'état s'est amélioré. Le pouls est à 112; la peau meilleure, l'expression incomparablement plus satisfaisante ; moins de toux, moins d'oppression, crachats toujours très-fortement rouillés. Le souffle a disparu totalement à droite, où le râle crépitant est général. Un peu de souffle à gauche en bas ; râle crépitant dans tout le reste du poumon. En somme, le malade accuse un peu de mieux.

70 centigr. de kermès et 70 d'extratt de digitale.

Le 12, amélioration notable ; état général meilleur. Le pouls est à 98 ; la toux est aussi fréquente, les crachats aussi fortement sanguinolents, mais l'oppression a un peu diminué. Pas de traces de souffle, seulement un râle crépitant général dans toute l'étendue des deux poumons.

On continue 70 centigr. d'extrait de digitale avec 1 gramme de kermès.

Le 13 l'amélioration continue. Le pouls est à 92-94, crachats rouillés, toux, oppression, pas de souffle. Râle crépitant aussi étendu mais moins abondant.

Même médication.

A partir de ce moment les accidents vont en diminuant : la fièvre, la toux, l'oppression se modèrent chaque jour davantage. Le râle crépitant persiste jusqu'au 17 à 18 décembre, mais en diminuant chaque jour d'étendue et d'intensité. Le 18 décembre, le pouls est à 81, le 19 à 74, et les jours suivants il descend à 62.

Pendant plus de dix jours j'ai constaté le pouls à 62 ; le malade mangeait ; on commençait à le lever auprès du feu, et j'avais permis l'usage d'un peu de vin. La dose de digitale avait été maintenue pendant six jours à 70 centigr., puis descendue progressivement à 20 et enfin totalement supprimée le jour où le pouls avait marqué 62 et où le râle crépitant avait complètement disparu.

Cette pneumonie est une des plus graves que j'aie observées depuis que je pratique la médecine. Si j'avais été forcé d'émettre une opinion dans les premiers jours de la maladie, en présence des altérations locales si étendues et si avancées et d'un état général si déplorable, je n'aurais pas un instant hésité à porter un pronostic fatal. Du reste, le même jugement en avait été porté par un confrère qui le matin du 10 avait vu le malade en mon absence.

Deuxième exemple :

Urbain M., employé d'une maison de commerce, place aux Fruits, à Tours, dix-huit ans environ ; constitution robuste. Pneumonie du côté droit avec pleurésie.

Le malade qui fait le sujet de cette observation était vu par mon confrère, M. le docteur A., lorsque je fus appelé au troisième jour de la maladie. Je constatai, comme mon confrère, une pleuro-pneumonie du côté droit, avec tous ses symptômes habituels : crachats rouillés, toux, oppression, douleur vive au côté, râle crépitant dans toute l'étendue du poumon avec souffle à la base ; quelques bulles de râle crépitant à gauche et en bas.

Nous convenons d'une saignée d'environ 700 grammes, de l'application sur le côté d'un large vésicatoire volant, camphré, puis de l'administration du kermès et de la digitale, en débutant par 20 centigr. de kermès et 20 centigr. d'extrait de digitale en 20 pilules. Une pilule toutes les heures.

La résolution s'opéra assez rapidement : l'extrait de digitale fut porté à la dose quotidienne de 60 centigr. par jour, et, chose remarquable, loin qu'il déterminât un effet diurétique, le malade fut, au contraire, jusqu'à vingt et vingt-quatre heures sans éprouver le moindre besoin d'uriner.

Le pouls tomba à 46 et il s'y maintint constamment pendant plusieurs jours, bien que le malade mangeât et fût dans un état assez satisfaisant pour pouvoir être transporté dans sa famille, à 20 kilomètres de Tours.

Troisième exemple :

Il s'agit ici d'une pneumonie qui a été traitée par la digitale après saignée, sans aucune addition de kermès.

M...., cinquante-deux à cinquante-trois ans, homme d'une constitution assez robuste, habituellement bien portant.

Le 14 juin 1854, M...., à la suite d'un travail un peu forcé, est pris de fièvre avec toux vive et oppression. Cet état continue le 15, je le vois le 16 et je constate :

Pouls à 120 ; peau brûlante ; toux fréquente ; oppression con-

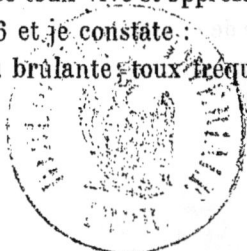

sidérable ; crachats très-sanguinolents ; râle crépitant fin dans toute l'étendue du poumon droit.

Je pratique une forte saignée d'environ 1 kilogr., et je prescris une potion avec 30 centigr. d'extrait de digitale ; tisane pectorale, bouillon.

Le 17, pouls à 118, un peu moins de toux et d'oppression ; même expectoration, mêmes phénomènes d'auscultation.

Potion avec 40 centigr.

Le 18, pouls à 96, moins de toux, moins d'oppression, expectoration beaucoup moins sanguinolente ; râle crépitant, s'entendant encore dans toute l'étendue du poumon droit, mais beaucoup moins abondant, moins épais en quelque sorte.

Potion avec 50 centigr.

A partir de ce moment, diminution progressive des accidents : la toux disparaît ainsi que l'oppression, les crachats cessent d'être sanguinolents, le râle crépitant décroît graduellement. Le pouls tombe à 64, puis à 56. Le 24, septième jour de la maladie, la résolution de la pneumonie est complète. On n'entend plus aucun râle, le malade entre en convalescence.

Le 26, le pouls tombe à 56, et cependant le malade mange et la température étant très-chaude, je lui permets de sortir un peu.

Je terminerai enfin par un quatrième exemple :

Il a trait à une pneumonie très-circonscrite, limitée, qui a pu être traitée par la digitale seule.

J..., âgé de trente-deux ans, entre à l'hôpital Saint-Gatien. Cet homme, d'un tempérament peu robuste, prend un refroidissement ; une bronchite aiguë survient avec de la fièvre, de la toux, qui le détermine à entrer à l'hôpital. Je l'examine et je constate une pneumonie qui occupe toute la partie inférieure du poumon gauche ; de la toux, de l'oppression, le pouls est à 98.

On donne un looch huileux purgatif ; puis, le lendemain, on commence l'usage de l'extrait de digitale, en augmentant chaque jour de 10 centigrammes.

Le huitième jour, la résolution était complète ; la fièvre avait totalement disparu, le pouls très-notablement ralenti, 58 à 60, et le malade entrait en convalescence.

Dix jours après environ, une imprudence sérieuse déterminait chez le malade un épanchement pleurétique, sans aucun retour de la pneumonie, et cela dans ce même côté gauche. Une nouvelle médication devenait alors nécessaire.

Je n'ai parlé jusqu'ici de l'emploi de la digitale dans la pneumonie aiguë que chez les adultes. Son efficacité est bien autrement puissante et facile à vérifier chez les très-jeunes enfants. Ici, en effet, l'action thérapeutique est bien nettement définie, saisissable par conséquent. L'usage de la digitale n'est ni précédé ni accompagné, soit d'émissions sanguines, soit d'administration de kermès ou de tartre stibié. Si un résultat thérapeutique est obtenu, il est en entier l'œuvre de la digitale, puisqu'elle seule est administrée au malade.

Or, voici ce que j'ai constaté :

En général, les enfants, et je parle ici même de la première enfance, qui comprend les deux premières années de la vie, supportent merveilleusement bien la digitale dans la pneumonie. En dissolvant l'extrait hydro-alcoolique dans un lait d'amandes sucré, l'enfant prend le médicament avec plaisir ou tout au moins sans répugnance, et son estomac s'en accommode également bien.

Le plus souvent, pour un enfant de dix-huit à vingt mois, je commence par une dose quotidienne de 4 ou 5 centigrammes, qu'on élève successivement de 2 centigrammes par jour jusqu'à ce qu'on atteigne 12 à 14 centigrammes, dose véritablement très-considérable.

Le jour où se manifeste une action notable sur le pouls, je crois prudent de ralentir la progression ascendante, ou même, si cette action est très-énergique, de continuer quelques jours à même dose, puis de descendre en suivant une progression proportionnée à la rapidité de l'amélioration.

Très-communément il m'a été nécessaire d'élever la dose

jusqu'aux sixième et septième jours, et d'atteindre ainsi 12 centigrammes, puis de continuer, deux ou trois jours, à 12 centigrammes, pour décroître ensuite de 2 centigrammes par jour.

C'est là, je crois, la règle générale; mais je désire qu'on remarque bien que ce n'est qu'une règle générale.

Comme chez les adultes, l'action sur le système circulatoire et l'action résolutive sur le poumon sont deux faits simultanés, et dont l'un peut, en quelque sorte, servir de mesure à l'autre. Comme chez les adultes encore, la digitale porte vivement à la peau, sans avoir aucun effet bien appréciable sur la sécrétion urinaire ni sur le tube digestif.

On peut donc dire que chez les très-jeunes enfants la digitale agit comme chez les adultes, mais que ses effets y sont peut-être encore plus manifestes.

Le nombre des cas pour lesquels j'ai prescrit la digitale dans la pneumonie de la première enfance est très-considérable. On sait en effet combien la pneumonie est commune à cet âge, et surtout la pneumonie lobulaire. Je me bornerai à raconter un des derniers que j'aie observés, parce qu'il est un exemple bien complet de la médication digitalée.

Un enfant de vingt-deux mois, d'une assez chétive constitution, est pris de toux avec oppression et fièvre. Les ailes du nez sont agitées à chaque mouvement respiratoire; le sillon péripneumonique très-marqué à la base de la poitrine. Tous ces symptômes sont très-manifestes au moment où je suis appelé, second jour de la maladie.

J'ausculte la poitrine et je constate l'absence de toute matité. Du râle sous-crépitant dans toute l'étendue du poumon gauche; le même râle disséminé dans le poumon droit. Le pouls à 130; les inspirations à 58.

Je prescris l'application de deux vésicatoires camphrés aux mollets.

Un looch blanc avec 5 centigrammes d'extrait hydro-alcoolique de digitale à prendre par cuillerées à café toutes les demi-heures.

Le quatrième jour, l'état s'est peu modifié. Les vésicatoires ont produit une énorme phlyctène. Pouls à 130. Toux, oppression ; 56-58 inspirations par minute. Mêmes phénomènes à l'auscultation ; seulement le râle est plus prononcé à droite. Le poumon gauche fait entendre du sommet à la base du râle sous-crépitant ; peut-être un peu de souffle en bas, comme si dans ce point la pneumonie devenait lobaire.

Le looch avec 75 milligrammes d'extrait hydro-alcoolique de digitale.

Cinquième jour. Même état, même fièvre, même oppression. Le souffle est décidément manifeste dans la partie inférieure du poumon gauche. Dans tout le reste, râle sous-crépitant abondant.

Le looch avec 10 centigrammes.

Sixième jour. Peu de changement, à cela près qu'il y a moins d'affaissement dans l'état général de l'enfant. Même fièvre. Un peu moins d'oppression. Le souffle a disparu. Râle sous-crépitant général.

Le looch avec 12 centigrammes.

Septième jour. Je ne peux voir l'enfant que dans la soirée, et, avant même que je l'examine, on m'annonce de l'amélioration. En effet, le petit malade a paru s'occuper des choses qui l'entourent ; il a suivi des yeux les personnes. Moins d'oppression, moins de soif, moins de fièvre ; le pouls est à 108. Pas de trace de souffle. Le râle crépitant est même moins prononcé dans le côté gauche ; il est simplement disséminé dans le côté droit.

Continuation du looch à 12 centigrammes.

La mère me fait remarquer qu'elle a un peu augmenté les cuillerées du dernier looch ; que l'enfant en a pris presque un et demi dans les vingt-quatre heures (y trouvant bon goût, me dit-elle), en sorte qu'il a réellement absorbé 16 à 17 centigrammes d'extrait.

A partir de ce moment, la résolution s'opéra sans aucun obstacle. Le pouls descendit jusqu'à 88 et s'y maintint quelques jours. L'oppression disparut, et peu à peu avec elle les râles sous-crépitants, qui avaient été si abondants.

L'enfant entra en convalescence vers le douzième jour.

Au moment où j'écris ces lignes, un autre enfant de vingt-trois mois est au huitième jour d'une pneumonie grave. La prescription de ce matin est de 12 centigrammes d'extrait de digitale. La pneumonie commence aujourd'hui à entrer en voie de résolution. Aujourd'hui aussi le pouls a notablement diminué de fréquence et l'oppression d'intensité.

Je me borne à citer quelques exemples, et je crois qu'ils suffiront à démontrer à la fois et l'efficacité de la médication et la facilité de son emploi. Je ne saurais trop redire, en terminant ce petit travail, combien je reste convaincu de la puissance de la digitale dans la pneumonie aiguë en tant qu'agent contro-stimulant, c'est-à-dire au même titre que les préparations anti-moniales. A mesure que l'attention des praticiens sera fixée sur ce point, les expériences se multiplieront, et j'ai la certitude que bientôt la digitale tiendra dans le traitement de la pneumonie aiguë la place qu'elle mérite d'y occuper.

Cinq années se sont écoulées depuis que ce travail a été publié, et un grand nombre de praticiens ont pu vérifier et confirmer les résultats que j'avais énoncés. La digitale a pris dans le traitement de la pneumonie aiguë une telle importance, que rarement aujourd'hui on omet de la prescrire, soit seule, soit associée aux antimoniaux.

De mon côté, j'ai continué des recherches qui me présentaient un si grand intérêt. Au fur et à mesure que j'étais plus maître de la médication, je craignais moins d'aborder, pour ainsi dire, exclusivement la digitale, ou tout au moins de la faire prédominer dans le traitement. Je ne saurais dire quels consolants succès j'ai dus à cette précieuse médication.

Et je me sers à dessein du mot médication. Il a ici, plus que partout ailleurs, une grande signification.

Toute la valeur du traitement réside en effet dans la manière dont il est appliqué. Le remède vaut ce que vaut le médecin qui le prescrit. Tout le monde use de la quinine, de la belladone, du mercure, de la digitale. Tous ces médicaments guérissent dans la main de l'un, échouent dans la main de l'autre. Ce n'est pas le médicament qui est insuffisant : c'est le médecin, tout comme en chirurgie, tout comme dans les arts, l'instrument, si parfait qu'il soit, vaut ce que vaut la main qui le conduit ou qui en use. La guérison n'est pas dans la meilleure aiguille à cataracte, ni dans la meilleure pince à polypes.

J'ai indiqué une puissante médication. J'ai formulé ce que l'expérience m'a appris sur ses meilleures conditions d'emploi. Les résultats confirmatifs déjà publiés seront, je n'en doute pas, vérifiés et corroborés par d'autres praticiens.

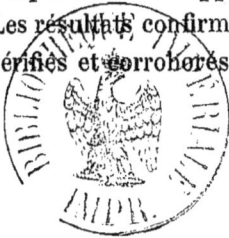

Tours, Imprimerie Ladevèze.

www.ingramcontent.com/pod-product-compliance
Lightning Source LLC
Chambersburg PA
CBHW070159200326
41520CB00018B/5466